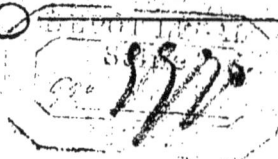

NOTICE

HISTORIQUE, TOPOGRAPHIQUE ET MÉDICALE

SUR LES

EAUX SALINES THERMALES

DE LACAUNE

(TARN)

Par M. LÉON MARTIN,

Docteur en médecine à VABRE (Tarn.)

PARIS

IMPRIMERIE BAILLY, DIVRY ET Cᵉ,

PLACE SORBONNE, 9.

1857

NOTICE

HISTORIQUE, TOPOGRAPHIQUE ET MÉDICALE

SUR LES

EAUX SALINES THERMALES

DE LACAUNE

(Tarn).

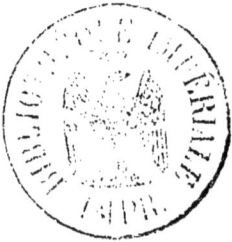

NOTICE DESCRIPTIVE.

Sur les confins de l'Hérault et du Tarn, au milieu d'une chaîne de montagnes, ramification de la chaîne plus importante de la Montagne Noire, se trouve un village nommé Lacaune, présentant une population de 1,600 habitants, des ressources variées, des familles riches et aisées, une population honnête et polie jusque dans ses basses classes. Ce village, situé dans une vallée peu profonde bornée de toutes parts par des montagnes, dont quelques-unes n'apparaissent que dans le lointain comme des géants couchés sur la terre, se trouve placé à une hauteur considérable au-dessus du niveau de la mer. Là, l'été a ses brises rafraîchissantes, l'hiver ses plus grandes rigueurs.

Comme dans les pays élevés et fertiles la végétation commence tard, et semble vouloir gagner par son développement rapide et luxuriant, par son aspect touffu, par sa richesse, la vie que l'hiver tardif avait arrêtée, le mouvement que le froid avait retardé un instant. Aussi, à l'époque où les baigneurs vont aux bains, la végétation de ce pays est-elle dans un état d'exubérance, de vigueur et de majestueuse grandeur qui tient du prodige. Le moindre vallon, le plus petit coteau présentent des paysages riants et animés, des aspects heureux qui flattent l'œil, prédisposent l'imagination aux images agréables du bonheur, font naître des sensations douces de bien-être et portent à l'amour de la vie.

Pour ceux qui aiment les ascensions, qui se plaisent à rêver la grandeur sur des lieux élevés, il y a un pic, peu distant de Lacaune, une montagne qu'on appelle le pic de Montalet, qui a servi de station aux offi-

ciers d'état-major chargés de tracer la carte
de France, et d'où l'on a un point de vue
immense, un horizon qui se perd devant
l'œil, sans limites. La vue plonge par-dessus
les autres montagnes jusque sur la Méditerra-
née, dont on peut apercevoir de là, au soleil
levant, les flots brillants et argentés et dont
la nappe s'étend lumineuse et polie comme
une glace frappée par les rayons de l'astre
du jour.

Non loin de ce village, à un kilomètre de
distance en remontant vers l'orient, dans
une vallée, encadré de prairies, se présente
l'établissement des bains. A côté, sur le pen-
chant du coteau voisin, se trouve un bos-
quet, qui peut servir de promenade ou d'a-
bri contre la chaleur du jour. Partout l'air
pur, les eaux limpides et courantes, le pay-
sage d'une délicieuse fraîcheur.

Les bains sont exposés au midi. Ils sont
adossés à la montagne, au pied de laquelle
ils sont situés. Nous n'avons pas besoin de
faire remarquer les avantages de cette expo-
sition, qui rend les habitations plus salubres.
Quant à la position, elle permet d'embrasser
d'un seul coup d'œil la vallée, qui forme un

tableau dont le fond se perd dans les hauteurs des montagnes.

L'établissement présente un hôtel où les baigneurs trouveront de la commodité dans le service, de l'élégance, de la propreté, et le confortable qui se font remarquer dans les meilleurs établissements de ce genre. Ils seront dans un pays abondamment pourvu de gibier, où la vie est aisée et facile, où il y a toutes les possibilités désirables pour se procurer une nourriture substantielle et exquise.

Le nombre des baignoires s'élève à trente-deux, et il y a deux piscines. L'eau des sources, qui sont au nombre de trois, est assez considérable pour les alimenter. La température de l'eau est de 22° c. Les eaux sont parfaitement limpides et conservent leur limpidité pendant longtemps, quand on les met en bouteilles.

Il y a deux ans, l'eau des sources minérales de Lacaune ne servait qu'à soigner peu de malades qui venaient jouir de leurs propriétés thermales, soit de Lacaune, soit des villages voisins. Elles se trouvaient rassemblées dans un réservoir qui servait et aux baigneurs et à l'arrosement des prairies. C'est à cause des nombreuses cures qui s'y opéraient, qu'une Compagnie a jugé avantageux d'utiliser les propriétés médicatrices de ces eaux et a rendu au public le service d'élever un établissement qu'elle a agrandi encore cette année, et où, déjà l'année dernière, une multitude de personnes sont venues retrouver la santé et jouir de la beauté des sites, de la pureté de l'air et de l'agrément du climat.

C'est parmi ces personnes qu'il nous a été donné de prendre les observations que nous donnons plus loin et qui témoignent, dans les eaux minérales de Lacaune, d'une efficacité incontestable.

Lacaune se trouve à 47 kilomètres de Castres, à 53 kilomètres de Bédarieux, à 60 kilomètres d'Alby, à 96 kilomètres de Béziers. Il y a un chemin de fer de Greissessach à Bédarieux et à Béziers. On trouve des services de diligence organisés de Lacaune sur Castres, Bédarieux, Béziers et Alby.

NOTICE .MÉDICALE.

Voici l'analyse de l'eau des bains de Lacaune faite par M. Bérard, professeur de
chimie et doyen à la Faculté de médecine de
Montpellier, et que je transcris telle qu'on
me l'a transmise.

§ 1. *Analyse de l'eau minérale de Lacaune.*

Matières salines fixes . . 144 milligr. par litre.
Sels solubles.   36   —
Sels insolubles. 108   —

Les sels solubles sont principalement du
carbonate de soude avec un peu de chlorure
de sodium.

Les sels insolubles sont principalement
du carbonate de chaux uni à une certaine
quantité de carbonate de magnésie et à une
quantité beaucoup plus petite de carbonate
de fer.

Ces substances y dominent et lui impri-
ment son caractère.

Les sels insolubles sont tenus en dissolu-
tion à la faveur de l'acide carbonique. Cet
acide carbonique en excès amène le carbo-

nate de soude à l'état de bicarbonate. C'est
ce dernier sel qui doit produire les princi-
paux effets de l'eau minérale. Sa présence
la rapproche de l'eau minérale de Vichy,
qui en contient cependant une plus grande
quantité.

§ 2. *Aperçu des propriétés des eaux minérales de Lacaune.*

D'après l'analyse précédente, la composition des eaux minérales de Lacaune permet
de les classer parmi les eaux minérales,
salines, *thermales, salino-alcalines.*

D'après leur composition, on arrive à cette
conclusion : qu'elles doivent agir sur l'ap-
pareil digestif, en activer les fonctions physiologiques dans les cas où cela peut être
utile, et qu'elles doivent avoir une action
résolutive dans les cas de phlegmasies chroniques du tube intestinal.

De leur examen, on voit que ces eaux
sont diurétiques, et conviennent particu-
lièrement dans les maladies qui nécessitent
l'emploi de boissons alcalines.

Ces diverses propriétés sont dues au bicarbonate de soude, au carbonate de chaux
et au carbonate de magnésie.

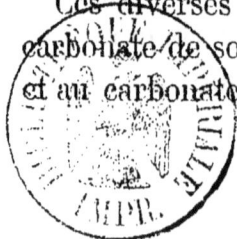

Le carbonate de fer n'y est pas en quantité bien considérable.

Cependant, par sa présence, il peut aider à combattre la débilité générale, à relever les forces épuisées par des chagrins, des excès, de mauvaises conditions hygiéniques, etc., effet qui doit être favorisé par le rétablissement des fonctions digestives sous l'influence de l'acide carbonique et des bicarbonates alcalins.

Comme les autres eaux salino-alcalines thermales, elles régularisent l'action nerveuse, excitent la peau et les muqueuses, en augmentent les sécrétions, activent l'absorption, et obtiennent la résolution des engorgements lymphatiques. Ces eaux conviennent encore quand on a à combattre des maladies dartreuses, des catarrhes chroniques.

C'est au carbonate de chaux qu'il faut rapporter en bonne partie leur efficacité dans les cas de maladies où les os sont souffrants et attaqués. Ce qui doit le faire croire, c'est que les os sont composés de carbonate de chaux et de phosphate de chaux. Ces deux sels constituent la matière minérale des os, le premier pour un cinquième, le second pour les quatre-cinquièmes. Le phosphate de chaux des os étant un sel basique, peut facilement puiser son excès de chaux dans le carbonate de chaux, qui n'est pas formé par un acide aussi puissant. Son action doit du reste être rendue plus forte par l'action des autres substances médicatrices contenues dans ces eaux minérales.

L'analyse chimique indique bien à priori, vu ce que l'on connaît des actions complexes des eaux minérales qui ont déjà été depuis longtemps expérimentées, ce qu'on doit attendre d'une eau minérale; mais ce n'est que par une longue pratique de cette eau, ce n'est que par son emploi long et raisonné, par un contrôle exact des maladies et des guérisons, que l'on arrive à bien connaître les propriétés physiologiques et thérapeutiques d'une eau minérale.

§ 3. *Observations.*

Iʳᵉ OBS. M. A..., de Mazamet, âgé de 35 ans, avait joui pendant sa vie d'une bonne santé, quand, il y a quatre ans, il fut atteint d'un rhumatisme qui occupa successivement plusieurs ar-

ticulations du corps, et qui finit devant les divers
remèdes employés par diminuer de violence, et
ne laisser de traces qu'aux genoux. La marche
était pénible, incertaine ; une douleur sourde la
rendait fatigante pour le malade, qui était obligé
de passer la plus grande partie de sa journée assis
ou couché. Il alla l'année dernière aux bains de
Lacaune, et après avoir fait usage régulièrement
des bains pendant un mois, il est revenu chez lui
parfaitement guéri et ne se ressentant nullement
de l'incommodité qu'il avait avant.

IIᵉ Obs. M. F..., de Labruyère, âgé de 60 ans,
avait été tourmenté depuis deux ans par un rhumatisme qui l'avait réduit à ne pouvoir marcher
qu'avec des béquilles : il y avait contracture des
jambes. Il avait essayé sans succès une foule de
moyens, quand il vint l'année dernière aux bains
de Lacaune. Leur effet fut des plus prompts et
des plus salutaires pour le malade. Après dix-
huit bains le malade marcha seul, et quand il
partit, il était complétement rétabli et faisait voir
ses béquilles devenues inutiles, et qu'il empor-
tait comme un souvenir de ses souffrances pas-
sées.

IIIᵉ Obs. Le nommé B..., de Lacaze, souffrait
depuis fort longtemps (vingt ans environ) de
douleurs rhumatismales à la hanche droite. Ces
douleurs devenaient parfois si violentes, qu'elles
le forçaient à garder le lit. L'os de la hanche
s'était déformé et avait grossi. Il y avait une clau-
dication habituelle. Le malade avait en vain essayé des médications employées en pareil cas, et
pendant un si long temps elles avaient été variées
et nombreuses. Il était allé à d'autres bains, aux
bains de Sylvanès ; il restait avec son mal et ne

guérissait pas. Chaque année lui amenait les
mêmes peines, les mêmes souffrances. Il alla
l'année dernière aux bains de Lacaune, et au
bout de trois semaines s'en revint complétement
guéri. Depuis lors il est resté bien portant et n'a
plus vu reparaître ses souffrances. Cette observation est intéressante, en ce qu'elle nous montre
un cas de guérison chez un malade dont le système osseux était déjà malade et déformé sous
l'influence du rhumatisme.

IVe Obs. Une jeune fille d'Alby, âgée de quinze
ans, présentait les caractères d'un tempérament
scrofuleux. Elle avait eu déjà des maladies des os.
Il y avait eu carie et nécrose d'une partie du tibia
du côté droit; une esquille était sortie par une
ouverture qui ne s'était pas refermée. La sonde,
introduite dans la cavité, touchait l'os nécrosé. On
avait déjà employé chez elle beaucoup de remèdes,
soit généraux, soit locaux, pour remédier à sa
mauvaise constitution, et pour la débarrasser d'une
plaie dont la suppuration et l'état minaient sa
santé et gênaient ses mouvements. Elle vint l'année dernière aux eaux de Lacaune y passer la
saison des bains, et elle s'en est revenue guérie.

Sous l'influence des eaux la santé détériorée
s'était rétablie, les chairs avaient repris un autre
aspect, et la plaie s'était complétement cicatrisée.

Ve Obs. Une femme de Réalmont, N..., avait
sur la figure une plaie de mauvaise nature, survenue à la suite d'une éruption vésiculo-pustu-
leuse qui s'était formée en ce point. Depuis deux
ans elle avait fait une foule de traitements des
plus variés, mais toujours en vain. On l'envoya
aux bains de Lacaune, et elle est repartie après
quatre semaines de séjour, parfaitement guérie

La peau avait recouvré sa couleur normale, et la malade avait retrouvé sa gaieté, que cette plaie hideuse avait depuis longtemps fait disparaître.

VIᵉ Obs. Le nommé C..., de Brassac, avait depuis dix ans, à la malléole interne de la jambe droite, une plaie de la largeur de la paume de la main qui lui était survenue à la suite de boutons pustuleux qui s'étaient développés en ce point. Cette plaie ne s'était jamais fermée depuis son apparition. Le malade avait consulté plusieurs médecins, qui avaient essayé plusieurs traitements; mais s'ils l'avaient soulagé parfois d'un prurit violent dont la plaie était le siége, aucun n'avait pu le guérir. Il vint prendre l'année dernière les bains de Lacaune, et au bout de quinze bains pris, un chaque jour, la plaie s'était complétement cicatrisée, et depuis lors le malade a continué de se bien porter.

VIIᵉ Obs. Un commis voyageur de Lyon, S .., qui vint à Lacaune l'année dernière, profita de son séjour pour prendre l'eau des bains. Il avait depuis fort longtemps des éruptions, qui revenaient périodiquement tous les ans au printemps et à l'automne, paraissaient sur différents points du corps, lui causaient beaucoup de désagrément, et s'accompagnaient de dérangements dans les voies digestives, de perte d'appétit, etc. Il attribuait ces éruptions aux suites d'une gale qu'il avait eue dans le temps et qu'il avait cherché à guérir au plus vite. Il disait, comme on dit communément, que sa gale était rentrée. Il prit les bains pendant trois semaines et repartit quinze jours après. Sous l'influence des bains, il se fit une éruption sur tout le corps de pustules grosses comme des pois chiches, qui apparurent quand le malade avait cessé déjà de prendre les eaux. L'éruption mit une huitaine de jours à se former, se dessécha, et disparut dans une douzaine de jours. Depuis lors il n'a plus eu de ces éruptions qu'il avait avant, et les démangeaisons n'ont plus reparu

Cette observation nous montre que l'effet de ces eaux continue quelque temps après qu'on a cessé de les prendre, et qu'il se prononce d'une manière salutaire quand parfois rien dans le corps n'avait encore annoncé sa puissance pendant qu'on prenait les bains.

VIIIe Obs. Le nommé D..., de Labessonié, ne jouissait pas depuis dix ans d'une bonne santé. Il était tourmenté par des éruptions successives, qui laissaient après elle des dartres furfuracées dans les points qu'elles avaient occupés, et une coloration anormale de la peau avec induration du derme. Fréquemment son appétit était perdu, ses digestions se faisaient mal. Depuis longtemps son sommeil n'était pas tranquille, il était lourd, fatigant, de courte durée, et ses forces diminuaient chaque jour. Il vint aux bains de Lacaune pendant la saison de l'année dernière, et s'en revint complétement guéri après quatre semaines de séjour.

IXe Obs. Une dame des environs de Montpellier se trouvait atteinte depuis deux ans de dartres écailleuses à l'épaule droite. La partie qu'occupaient ces dartres présentait une surface deux fois grande comme la main. Elle était déjà allée à d'autres bains en renom pour cette espèce de maladie, mais elle n'en avait retiré jamais aucun soulagement. Son mal empirait; la surface occupée par les dartres augmentait toujours. Elle vint l'année dernière prendre les bains de Lacaune, se baigna une vingtaine de fois, et quand elle s'en revint, elle n'était pas complétement guérie, mais du moins elle avait été bien soulagée, car la surface occupée par les dartres s'était nettoyée, et si la peau avait encore sa coloration anormale, on n'y voyait plus d'écailles.

X° OBS. La femme B..., de Lacaze, âgée de 52 ans, se plaignait depuis longtemps de crampes d'estomac, de perte d'appétit, de pesanteur et de chaleur à l'épigastre, et parfois en ce point d'une douleur sourde. Les digestions étaient habituellement laborieuses, longues et souvent incomplètes, ce qui amenait chez elle soit des diarrhées, soit une constipation opiniâtre. Ses forces déclinaient, ses couleurs avaient disparu. Elle était devenue triste et abattue, minée par un mal contre lequel elle avait essayé déjà inutilement une foule de remèdes, quand elle vint à Lacaune, prit quelques bains, but de l'eau minérale pendant trois semaines, et s'en revint parfaitement guérie, ayant recouvré et la santé et la gaieté, sa compagne ordinaire.

§ 4. Conclusions.

L'emploi des eaux de Lacaune se trouve être salutaire dans le traitement des maladies si nombreuses et si variées de la peau, d'origine dartreuse ; dans les rhumatismes, soit musculaires, soit articulaires, qui présentent quelque chose de chronique ; dans

les scrofules, qui affectent si péniblement
l'enfance et qui désolent certaines familles ;
dans les maladies du système lymphatique ;
dans les plaies qui reconnaissent pour cause
un vice scrofuleux et dans celles qui surviennent à la suite d'une maladie de la peau ;
dans les gastrites chroniques et dans ces
embarras gastriques, vagues, vaporeux,
contre lesquels la médecine ordinaire échoue
souvent, qui surviennent à l'époque critique
chez certaines femmes et durent fort longtemps.

§ 5. *Conseils.*

Les eaux minérales de Lacaune se pren-
nent en bains, en boissons et en douches.

Pour la manière de les prendre, il faut
s'en rapporter au médecin.

Lui seul doit régler la quantité d'eau
qu'on doit ingérer, le nombre de bains à
prendre par semaine, l'intervalle qui doit
séparer les douches et leur mode d'admi-
nistration. Lui seul peut dire s'il faut prendre l'eau minérale pure ou bien avec tel ou
tel agent thérapeutique, de manière, suivant

les cas, à la faire supporter plus facilement ou à en augmenter les propriétés médicatrices.

Le médecin seul peut indiquer quel est le régime à suivre et quels sont les moyens soit hygiéniques, soit thérapeutiques, les plus propres à seconder l'effet des eaux minérales.

Il faut d'abord savoir mettre de côté les soucis rongeurs et les affaires, causes si fréquentes d'ennuis, de dégoûts, de tracas et de contentions d'esprit fatigantes ; savoir vivre tranquillement ; se donner des plaisirs faciles, agréables au corps, amusements de l'esprit, qui ne peuvent ni amener la fatigue, ni produire des impressions pénibles. On doit s'occuper de bien régulariser les fonctions, afin de pouvoir compter sur elles plus tard et de leur imprimer une direction et un mouvement qui durent longtemps. Il faut donner au corps une habitude bonne et salutaire.

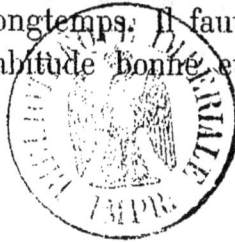

IMPRIMERIE BAILLY, DIVRY ET COMP.,
Paris, place Sorbonne, 2.

TABLE DES MATIÈRES.

123

www.ingramcontent.com/pod-product-compliance
Lightning Source LLC
Chambersburg PA
CBHW050435210326
41520CB00019B/5943